LES

EAUX MINÉRALES

DE PIOULE

Sulfatées calciques, bicarbonatées, magnésiennes et lithinées

au Luc-en-Provence (Var)

MARSEILLE
ULLOT FILS AINÉ, ÉDITEUR
24 et 26, Avenue du Prado

1901

EAUX MINÉRALES

DE

PIOULE

Sulfatées calciques, bicarbonatées, magnésiennes et lithinées

Société Anonyme au Capital de 500.000 Fr.

SIÈGE SOCIAL : 18, Rue Grignan, à MARSEILLE

Direction de l'Exploitation au LUC (Var)

MARSEILLE
MOULLOT FILS AINE, ÉDITEUR
24 et 26, Avenue du Prado

1901

SOCIÉTÉ

DES

Eaux Minérales

de

PIOULE

Sulfatées calciques, bicarbonatées, magnésiennes et lithinées

Société Anonyme, au Capital de 500.000 Fr.

Vue de l'Hôtel de Pioule

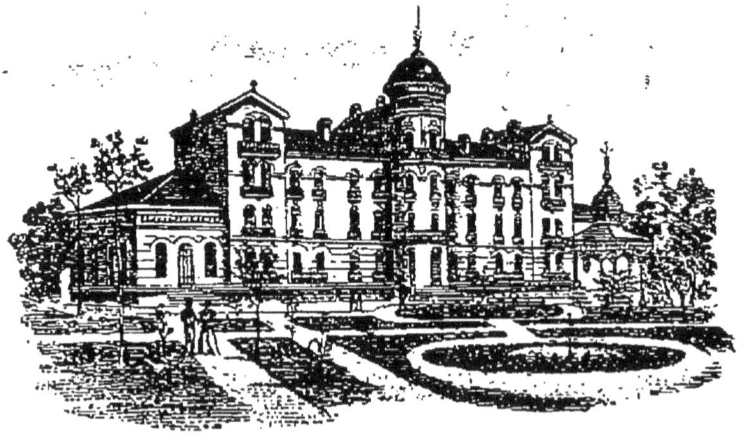

L'Eau de Pioule se trouve

chez tous les pharmaciens et marchands d'eaux minérales

Dépôt général à Paris, 45, rue Cambon.

ANALYSE COMPARATIVE

Désignation des Sources	Pioule	Vittel	CONTREXÉVILLE
Acide carbonique libre.........	0.0823	0.283	0.080
Bicarbonate de chaux..	0.4350	0.318	0.402
« de magnésie..	0.029	0.028	0.035
« de protoxyde de fer.	0.003	0.004	0.004
« de lithine..........	0.002	0.0014	0.007
Sulfate de chaux...............	0.155	0.440	1.565
« de magnésie............	0.092	0.432	0.030
Chlorure de sodium...........	0.022	0.110	0.004
« de potassium.........	0.001	0.000	0.006
Silice.........................	0.027	0.020	0.015
Alumine...................... ..	0.003	0.004	néant
Fluor........................	traces	traces	traces
Arsenic......................	traces	traces	traces
Manganèse....................	traces	traces	néant
Sulfate de soude...............	néant	0.326	0.236
Température..................	11°	11°	11°

PIOULE

et

Ses Eaux Minérales

Les sources de Pioule sont situées dans la commune du Luc, département du Var, sur la ligne du chemin de fer de Marseille à Nice, au pied des montagnes des Maures, à 150 mètres au-dessus du niveau de la mer. Elles ont été approuvées par l'Académie de Médecine, sur avis favorable du conseil d'hygiène du Var, et autorisées par l'État en 1884. Leur composition est analogue à celles de Contrexéville et de Vittel (1) ; leurs effets sont semblables. Rotureau les indique en ces termes dans le *Dictionnaire encyclopédique des sciences médicales* de Dechambre et Lereboulet :

« *Effets physiologiques et thérapeutiques.* Le premier et le principal effet des eaux de Pioule rappelle beaucoup celui des eaux de Vittel et surtout de Contrexéville. Nous nous contentons de signaler l'action diurétique et fréquemment laxative de cette eau... il est rare qu'elle ne détermine pas des garde-robes liquides, lorsqu'elle est ingérée en grande quantité et depuis un certain temps. Non seulement elle augmente la quantité des urines, mais encore elle en modifie les qualités. Ainsi elle rend plus considérable la proportion de l'acide urique et des urates dissous ou précipités. La diurèse et l'effet laxatif de l'eau de Pioule sont suivis d'un appétit plus marqué (2), de mouvements respiratoi-

---

(1) Voir les analyses comparatives ci-contre.

(2) Des faits cliniques importants démontrent le puissant secours que l'on peut obtenir des eaux minérales de Pioule, dans la conva-

res plus accélérés, tout en étant plus faciles, de battements du cœur et des artères plus fréquents, qui produisent une chaleur générale et un sentiment de grand bien-être accompagné d'une sédation marquée. L'expulsion de sable, de gravier ou de petits calculs n'a pas seulement lieu chez les personnes qui y étaient antérieurement sujettes, elle s'observe très souvent chez les malades qui n'avaient jamais ressenti ces accidents, ... les effets physiologiques des eaux de Pioule conduisent naturellement à leurs vertus thérapeutiques ; elles sont appelées à remplacer pour les habitants de la Provence les eaux de Contrexéville, de Vittel, dans l'est de la France, celles de Capvern dans les Pyrénées et celles d'Evian dans la Savoie. »

L'eau de Pioule a été employée avec succès, par les médecins du midi principalement, contre la gravelle (1), la goutte (2),

---

lescence de certaines affections des voies digestives, à cause de leur action détersive, rafraîchissante, laxative et stimulante. Nous ne saurions donc trop les recommander dans ces cas semblables ; nous les conseillerions aussi volontiers pendant la saison chaude, quand les forces paraissent déprimées par suite d'atonie du tube digestif. »

Dr Simon.

(1) « J'ai éprouvé l'efficacité des eaux de Pioule dans plusieurs cas de gravelle rénale, mais, d'après leur composition chimique, j'ai lieu de croire qu'elles peuvent montrer leur action utile dans la gravelle hépatique et différents autres troubles du foie. » Dr Brieu.

« Je me suis bien trouvé de l'usage de l'eau de Pioule que j'ai employée pour un commencement de gravelle urique, sur moi-même, et je n'hésiterai pas à avoir de nouveau recours à cette eau si les mêmes symptômes se représentaient. » Dr Vertot.

(2) M. le Docteur Pellegrin, Médecin principal de la marine, écrivait, il y a quelques années, au propriétaire de Pioule :

« Vous avez eu l'obligeance de m'envoyer votre eau. Je l'ai expérimentée sur moi-même. J'aurais dû vous remercier à la réception, mais le retard a été calculé ; en effet, après épreuve favorable, mes remerciements sont de la reconnaissance. Le succès contre mes douleurs de goutte est complet et je ne manquerai pas de le faire valoir auprès de mes clients ». Dr Pellegrin.

le rhumatisme chronique (1) et les diverses manifestations de l'arthritisme (2).

Quelques médecins ont retiré de très bons résultats de l'eau de Pioule (3), dans le traitement de différentes maladies du tube digestif (4) et de ses annexes, le foie (5) le rein (6) etc.....

Malgré d'illustres patronages Parisiens — et notamment celui du Docteur Ollivier, membre de l'Académie de Médecine — l'usage de l'eau de Pioule n'était, à ses débuts, guère en honneur qu'en Provence. Cela tenait, il faut l'avouer, à un mode d'exploitation un peu trop familial.

Le propriétaire des sources se bornait à mettre un peu d'eau à la disposition des médecins de la région et à recevoir quelques malades dans sa maison hospitalière.

---

(1) M. le Docteur Alliez, de Nice, a écrit au propriétaire de la source : « J'ai une entière confiance en votre eau, puisque non content d'en prendre pour mon usage personnel, je me fais un devoir et un véritable plaisir d'en ordonner à mes clients, toutes les fois que les circonstances le permettent, pour remplacer les eaux de Contrexéville et de Vittel ». Dr ALLIEZ.

(2) « J'ai ordonné l'eau de Pioule à certains arthritiques ; il faudrait plusieurs pages pour publier deux ou trois observations très intéressantes ». Dr BERNARD.

(3) « Devant aller passer un mois en Belgique, je ne veux pas interrompre mon traitement par les eaux de Pioule dont je me trouve fort bien ». Dr BOUSQUET, de Valbonne.

(4) « C'est sur les indications de mes confrères de la région qui exercent dans le voisinage du Luc que j'ai conseillé l'usage des eaux de Pioule, à des malades atteints soit de dyspepsie, soit de gravelle. La plupart de ces malades se sont admirablement trouvés de l'emploi de ces eaux et je continuerai à les prescrire ». Dr BALP.

(5) « Je ne connais pas de moyen meilleur pour dégorger le foie et faire cesser les coliques hépatiques que d'user très largement de l'eau de Pioule ». Dr PERREYMOND.

(6) « Les attestations des Docteurs Maurin, Bernard et Audibert confirment les bons effets qu'ils ont obtenus des eaux de Pioule, dans la gravelle urique avec coliques néphrétiques et dans les cas de dyspepsie douloureuse, compliquée de constipation. » Dr JAPHET.

Malgré cette simplicité patriarchale, le nombre des clients de Pioule a augmenté d'année en année, sa réputation s'est étendue de proche en proche, sans aucune publicité, et aujourd'hui l'eau de Pioule se trouve dans toutes les pharmacies de France.

En présence de ce succès toujours croissant, dû à la seule valeur curative et prophylactique (1) de ses sources, Pioule a totalement changé d'aspect.

Une société d'exploitation s'est formée qui l'a dotée de tout ce qui constitue la station sanitaire complète : Les sources ont été agrandies et abritées en des kiosques élégants ; un établissement hydrothérapique a été créé, avec baignoires, douches, bains de siège à eau courante, appareils de gymnastique, balances automatiques, étuves, salles de sudation et de massage, etc., un hôtel très confortable et totalement hygiénique a été édifié au centre d'un parc toujours fleuri ; enfin un casino musical se construit, avec tous les amusements d'usage, pour ceux qui ne se contenteraient pas des distractions naturelles, si abondantes pourtant en ce coin de la Provence ensoleillée et parfumée.

L'établissement de Pioule, ainsi mis en harmonie avec le progrès, est ouvert toute l'année. La température moyenne de la station étant de dix degrés entre décembre et février, cette douceur exceptionnelle du climat permet aux arthritiques et aux goutteux les plus frileux, qui ont fait une saison à Contrexéville ou à Vitel l'été, de venir en faire une autre l'hiver à Pioule.

---

(1) « Les eaux de Pioule sont un puissant secours dans les traitements de la goutte avant et pendant les accès et surtout dans son traitement prophylactique, traitement qui devra toujours être secondé par un régime approprié, c'est-à-dire boire et manger avec sobriété, éviter les boissons alcooliques, faire des exercices quotidiens, escrime, gymnastique de chambre, frictions et massage des articulations, proscription absolue du gibier et des viandes noires ».

Dr SIMON.

Ainsi se réalise l'idée émise par le Docteur Japhet, dès 1884. En effet, dans le premier travail qu'il publia sur les eaux minérales de Pioule, cet éminent praticien, alors vice-président de la Société d'hydrologie, disait : « Chaque année voit éclore, sous le beau ciel de Provence et dans les moindres replis de son merveilleux littoral, de nouvelles stations où viennent séjourner, pendant l'hiver, un grand nombre de valétudinaires et de voyageurs de tous les pays. Parmi eux combien n'en est-il pas chez lesquels les effets d'une cure thermale, secondée par une climatologie exceptionnelle, seraient féconds en résultats ? Et cette pensée vient naturellement à l'esprit des médecins qui exercent, pendant l'été, dans les stations où l'efficacité des eaux, consacrée par de longues années d'expérience, a cependant souvent à lutter contre les intempéries d'un climat en opposition avec la nature même des affections qui s'y donnent rendez-vous. Parmi les émigrants des pays froids et humides, pendant l'hiver on observe un grand nombre de maladies chroniques des voies respiratoires ; mais il en est d'autres atteints d'affections qui subissent également, dans leur marche, leur impressionnabilité, ou leurs récidives, l'influence bienfaisante des stations hivernales : telles sont les diathèses arthritique et goutteuse, leurs manifestations sur les divers appareils de l'économie et en particulier sur les reins, la vessie, le foie et les voies digestives. C'est à ces derniers que s'adressent les eaux de Pioule : elles réaliseront les avantages d'une cure thermale faite dans les conditions les plus favorables, et à proximité de ces résidences privilégiées qui attirent et retiennent chaque hiver, un grand nombre de malades. »

Le Docteur Ollivier, médecin en chef de la Marine, avait formulé une opinion analogue, aujourd'hui réalisée, quand il écrivait, le 30 juillet 1885 :

« Un établissement à Pioule, susceptible de rivaliser avec Contrexéville et permettant, grâce au climat, d'être utilisé en toute saison, serait un bienfait pour chacun. Aussi serais-je heureux de contribuer a en faire ressortir les avantages, pour les nombreux valétudinaires qui, pendant l'hiver, viennent rechercher la tiède atmosphère de notre climat. »

LISTE DES MÉDECINS

ayant constaté les bons effets de l'Eau de Pioule

MM. les Docteurs :
Alliez, de Nice ;
Archambaud, de Paris ;
Audibert, de Marseille ;
Balp, de Draguignan ;
Belletrud, de Pierrefeu ;
Bérenger-Féraud, de Toulon ;
Bernard, de Toulon ;
Bernard, de Vidauban ;
Bernard, de Marseille ;
Béraud, de Lorgues ;
Bertrand, du Luc ;
Beuf, de Flayosc ;
Bilhaut, de Paris ;
Blanc, de Paris ;
Blanc, de Draguignan ;
Blanc, du Puget ;
Bontemps, de Saint-Raphël ;
Brand, de Londres ;
Bourcard, de Cannes ;
Bousquet, de Valbonne ;
Bremond, de Paris ;
Buisson, de Flayosc ;
Chargé, de Saint-Raphaël ;
Ciaudo, de Nice ;
Coste, de Toulon ;
Cornet, de Paris ;
Coulomb, de Draguignan ;
Courchet, de la Garde ;

MM. Cunéo, de Paris ;
Décugis, de Besse ;
Degoix, de Paris ;
Delaunay, de Paris ;
Dôze, de Draguignan ;
Espitalier, de Callian ;
Fabry, du Villars ;
Fioupe, de Marseille ;
Fontan, de Toulon ;
Foveau, de Paris ;
Gaimard, d'Aubagne ;
Gensollen, de Solliès-Pont ;
Geoffroy, de Mouans-Sartoux ;
Gimbert, de Cannes ;
Gourrier, de Marseille ;
Gradelet, de Brignoles ;
Guldenchuch, de Cannes ;
Honnorat, de Marseille ;
Isaac, de Marseille ;
Japhet, de Paris ;
Just, de Nice ;
Latil, d'Aix ;
Lauzet, de Marseille ;
Leroy, d'Aubagne ;
Linière, de Paris ;
Madaille, de Marseille ;
Massol, du Puget ;
Maurin, du Luc ;
Mège, de Toulon ;
Mercey, de Cannes ;
Merlin, de Toulon ;
Mireur, de Fréjus ;
Mouton, de Cannes ;
Molineri, d'Alger ;
Niepce, de Saint-Raphaël ;
Ollivier, de Paris ;

OLLIVIER, de Toulon ;
OLLIVIER, de Fréjus ;
PATTRITI, de Brignoles ;
PELLEGRIN, de Toulon ;
PELLET, de Roquebrune ;
PERREYMOND, de Toulon ;
POUCEL, de Marseille ;
RAMPAL, de Marseille ;
RAYBAUD, d'Ampus ;
RAYMONENQ, de Hyères ;
ROUX-SIGNORET, d'Hyères ;
SARDOU, d'Antibes ;
SAUVE, de Vidauban ;
SAUVET, de Marseille ;
SIGALAS, du Plan-de-la-Tour ;
SIMON, du Luc ;
THOMAS, de Toulon ;
TAULANE, du Luc ;
VALCOURT, de Cannes ;
VERSE, de Cuers ;
VERTOT, du Puget ;
VIDAL, de Hyères.

L'eau de Pioule ne s'altère pas par le transport. Elle reste limpide, claire, transparente, avec une pellicule irisée à la surface et des bulles gazeuses aux flancs de la bouteille ; sa saveur est toujours fraîche et agréable ; son mélange avec le vin ne le trouble pas. On peut en absorber sans inconvénient plusieurs bouteilles par jour, mais il est recommandé d'en faire régler la quantité par le médecin.

Liste des Médecins attachés à l'Établissement

MM.	Bremond,	médecin en chef ;
	Taulane,	médecin-adjoint ;
	Blanc,	»
	Maurin,	médecin-consultant ;
	Bertrand,	»
	Balp,	»
	Sigallas,	»

Eau Minérale de Pioule

Près le LUÇ (Var)

Absolument similaire des Eaux de Contrexéville, Vittel et Evian

Le plus légère, la plus digestive des Eaux sulfatées calciques

EXPÉDITIONS

La Caisse de 50 bouteilles-litre franco gare Luc	......	Fr.	30	»
» 25 » » »	......	»	16	50
» 12 » » »	......	»	8	»
La Bonbonne de 25 litres	....	»	10	»

(Récipient perdu)

Adresser les Commandes à M. l'Administrateur délégué

18, Rue Grignan. — MARSEILLE

L'embouteillage se fait au griffon même. Les bouchons et les bouteilles sont stérilisés et bouchées rases. Ces eaux sont d'une limpidité et d'une conservation indéfinies.

Le transport ne peut en rien les altérer et leur composition les rend inaltérables.

Établissement Thermal ouvert toute l'Année

Bains, Douches, Massages

PIOULE à 1200 mètres de la gare LE LUC et LE CANET (Var), ligne P.-L.-M. arrêt des trains express

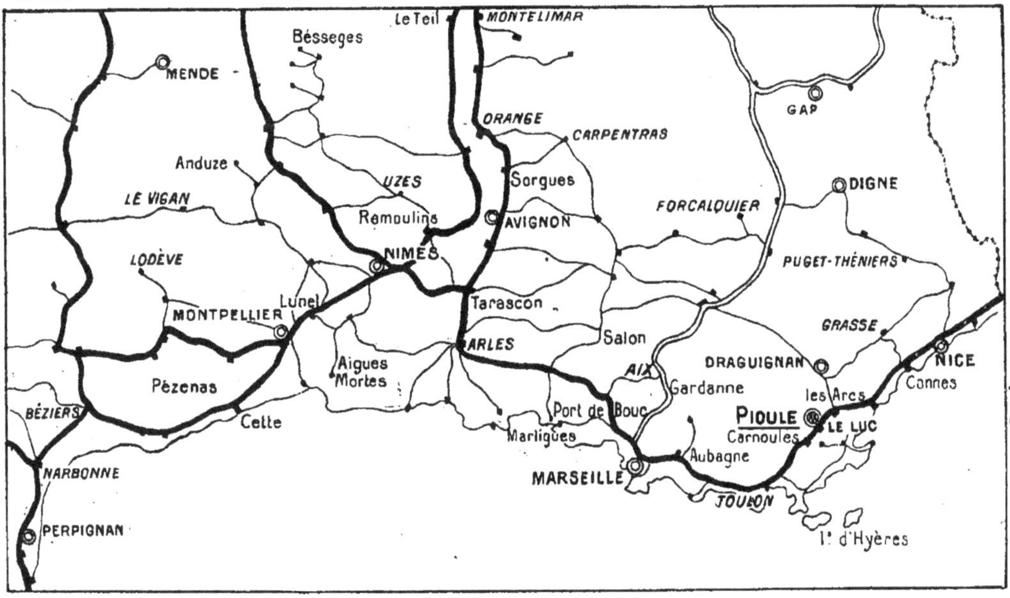

www.ingramcontent.com/pod-product-compliance
Lightning Source LLC
Chambersburg PA
CBHW050403210326
41520CB00020B/6433
* 9 7 8 2 0 1 1 2 6 1 0 5 2 *